¿Y CUÁNDO ME VE EL MÉDICO?

Guía de introducción a la residencia de ginecología

Álvaro López Soto
Miriam Rubio Ciudad
Raquel Vázquez Campá

ÍNDICE

INTRODUCCIÓN

Han sido cuatro años muy intensos que terminan ya. En breve, nos entregarán un diploma, habrá aplausos, abrazos y buenos deseos, y saldremos por esa misma puerta que nos vio llegar. Y mientras todas las miradas se centran en nosotros, ahí, apartada en una esquina y sin llamar la atención, estará la siguiente generación.

No saben lo que les espera. El camino que tienen por delante. El pulso tembloroso al meter un espéculo, el nerviosismo al sacar el primer recién nacido, la primera felicitación, la primera bronca. La primera guardia. Su primer sueldo.

Si pudiéramos escribir un libro enorme con todo lo que necesitan, todo lo que va a pasar, no lo haríamos. La residencia no es un fin que haya que terminar, es una realidad que hay que experimentar.

En su lugar hemos escrito una pequeña guía, para hacer más fácil los primeros pasos. Cuando salgamos por esa puerta y nos miren desde su esquina, les daremos con ella en la cabeza. No muy fuerte, que tendrán que estudiársela.

Los autores

1. POR QUÉ ELEGIR GINECOLOGÍA

Si acabas de hacer el MIR o lo harás pronto, te estarás preguntando qué aspectos interesantes tiene la ginecología. Aquí voy a citar algunos de los que yo estimo que son importantes. Sin embargo, tengo dos recomendaciones para poder informarte adecuadamente.

La primera está en YouTube. Busca "amir ginecología" y te verás charlas de distintos años dadas por residentes de ginecología a los estudiantes MIR. Sin duda alguna, una buena manera de informarse desde casa.

La segunda es acercarse al hospital más cercano y preguntar a los propios residentes. Y no sólo preguntar, pasa el día en las consultas, ponte un pijama verde y quédate a la guardia. Tienes tres meses para tomar una decisión importante, haciendo esto unos días puede aclararte muchas cosas.

Veamos pues algunas de las principales ventajas:

Especialidad muy amplia. Permite dedicarse a un montón de campos diferentes. No tiene nada que ver la ecografía obstétrica con la cirugía oncológica, la consulta de reproducción o el manejo de paritorio.

Especialidad médico-quirúrgica. En línea con lo anterior, combina parte médica, quirúrgica y de imagen, en vez de cerrarse a sólo un campo.

Especialidad independiente. Las pacientes ginecológicas son nuestras. Nosotros las historiamos, les hacemos pruebas, las tratamos o las operamos. Se requiere mucho menos de la intervención de otras especialidades.

Especialidad vocacional. Sobre todo, respecto a la obstetricia, esta especialidad puede dar mucha satisfacción personal al participar en los embarazos o ayudar a las mujeres en el parto.

Salidas profesionales. La sanidad privada es muy fuerte. Prácticamente todas las mujeres requieren de un ginecólogo, sea para revisión, anticoncepción, fertilidad, control de embarazo, etc. Respecto a la sanidad pública, la gran mayoría de hospitales requieren de presencia de algún ginecólogo, aunque sólo sea por los partos.

Aspectos negativos

Por supuesto, también hay algunas contras a valorar:

Especialidad más denunciada. Los litigios son más frecuentes, sobre todo en relación con la obstetricia. En EEUU se calcula que cada ginecólogo será demandado 2.7 veces a lo largo de su carrera profesional.

Especialidad exigente. Las guardias son de las más duras de especialidad, y el manejo del paritorio o la cirugía puede ser muy demandante y estresante.

Implicación emocional. De la misma manera que puede ser positiva en las situaciones agradables, afecta a un nivel muy profundo en situaciones como pacientes oncológicas o eventos obstétricos adversos.

Ginecólogos hombres. De forma general, las pacientes (y familiares) suelen preferir ser atendidas por mujeres. Y también está el riesgo siempre presente de demandas sobre abuso sexual.

2. OBJETIVOS DE LA RESIDENCIA

La residencia de ginecología y obstetricia dura un total de 4 años y es una fase importante tanto en la vida profesional como personal. Por tanto, es importante valorar lo que se espera de ella, plantearse los objetivos que queremos alcanzar y actuar en consecuencia. Vamos a indicar aquí los principales objetivos y ya será una cuestión de cada uno cómo se los planteará.

Los principales objetivos de la residencia pueden ser:

Formarse como ginecólogo. Este es sin duda el objetivo principal. Al final de los cuatro años se obtendrá el título de especialista y deberá ser capaz de ejercer como tal.

Especializarse. Ginecología es una especialidad muy amplia y con diversas salidas. Se puede optar desde consultorio privado de ginecología general, a dedicarse a ecografía y diagnóstico prenatal, o centrarse en la cirugía y dentro de ella en endoscopia, vaginal, abierta, etc. A medida que avanza la residencia se hace más evidente la inclinación de cada uno. Por tanto, se puede aprovechar la residencia para empezar ya esa especialización. Por ejemplo, si queremos especializarnos en medicina fetal, se pueden realizar cursos de ese tema y asistir a congresos, acudir más a esas consultas, rotar fuera en centros de referencia, etc.

Investigación y docencia. En cierta manera son también especializaciones. Hay gente que tendrá tendencia hacia la investigación clínica y realización de trabajos, y/o hacia la enseñanza y docencia a residentes pequeños o estudiantes. La residencia es un buen lugar para ir practicando y empezar en los niveles más bajos, con la vista puesta en trabajar en el futuro en centros que investiguen, universidades, etc.

Operar todo lo posible. Como diremos luego en su capítulo correspondiente, la cirugía se aprende practicándola. La residencia puede permitir practicarla bastante, ya sea por el mayor volumen de los hospitales que tienen formación o por la colaboración de tutores, residentes mayores y adjuntos. Una vez finalizada la residencia, se puede acabar trabajando en hospitales pequeños sin apenas pacientes o bien en centros donde la cirugía se reserva para ciertos adjuntos. Por tanto, un objetivo muy habitual es intentar realizar toda la cirugía posible durante este periodo.

Ampliar estudios. Aprovechando la etapa de formación, muchos residentes deciden continuar con estudios universitarios, principalmente masters o la realización del doctorado. Puede haber incluso más facilidades, al realizarlos tutorizados por miembros del servicio o tener acceso a las pacientes y/o datos del hospital.

Hacer un buen curriculum. En esos cuatro años hay que prepararse para el momento que acabe la residencia y haya que buscar trabajo. Por ello, se dedican a ir realizando todas las actividades que les puedan contar para futuras oposiciones y bolsas de trabajo.

Tener una buena experiencia. Por supuesto no todo es ciencia y utilidad. La residencia es un periodo nuevo, en el que se conoce muchísima gente, se aprende una profesión y se forjan lazos que durarán toda la vida. Hay relaciones que marcan mucho, como por ejemplo la del residente mayor con su residente pequeño, las vivencias a lo largo del día y la noche de un equipo de guardia, o la empatía con las pacientes.

Puede haber más objetivos, dependiendo de cada persona. Lo importante es plantearse los propios y cómo ir alcanzándolos.

3. COMPAÑEROS DE TRABAJO

La residencia suele ser nuestro primer paso por el mundo laboral. Y la experiencia puede ser abrumadora. Aparecen decenas de personas distintas, con las que convives horas o días enteros, repartidas en un organigrama a veces difícil de entender, y es muy normal tener dudas y preguntas. Por todo eso, vamos a comentar las distintas profesiones, sus dinámicas de trabajo y algunos consejos que os serán muy útiles.

Apóyate en los residentes mayores

La primera y más importante lección. Para moverte en un sitio tan desconocido como es la residencia, necesitas un guía, y eso suelen ser los residentes mayores. Son las personas que han estado en tu situación y ya tienen experiencia sobre el tema. También son los principales encargados de enseñarte todo lo que necesitas saber. Además, es muy probable que fueran ayudados en su momento por sus residentes mayores y sientan una especie de deuda hacia vosotros. En mi caso, recuerdo con mucho cariño a mis residentes mayores y lo que hicieron por mí, creo haber hecho algo parecido por mis residentes pequeños y espero que ellos hagan lo mismo con los suyos.

Ver, oír y callar

Como en cualquier ambiente profesional, existen tiranteces, conflictos, rencillas, etc. Es muy frecuente escuchar a gente criticando a otra, muchas veces delante de ti y sin reservas. Por tanto, el consejo principal es el de "ver, oír y callar".

Porque verás y oirás muchas cosas, pero si cuentas tú también puedes hacerlo a la persona equivocada. La mejor actitud es ser prudente y tratar de desentenderse de estos temas, sobre todo los primeros meses, en los que no conoces la situación global.

Separar lo personal de lo profesional

Y de la misma manera que los que ya trabajan allí, también tendrás tus propios conflictos y tiranteces. Por muy bien que hagas tu trabajo, es probable que te echen la bronca varias veces a lo largo de la residencia, que tengas algún enfrentamiento con alguna matrona respecto a un parto o que discutas con algunos residentes por temas de las guardias.

En estos casos, es importante ser consciente que es parte de la profesión y que es peor si lo tomas en el terreno personal. Por ello, resaltar lo de separar lo personal de lo profesional. El residente mayor que te puede gritar por no haber hecho aún un tratamiento, es posible que sea tu amigo fuera del hospital y soláis quedar para hacer planes. O adjuntos que te dejen todo el trabajo luego sean compañeros agradables durante la cena de la guardia.

Jerarquía

La residencia es una jerarquía. De manera similar al ejército, los que están por encima de ti te pueden dar órdenes y los (pocos) que estén por debajo pueden recibir de ti. De manera muy resumida, la línea suele ser, de mayor a menor: Jefe de servicio > Jefe de sección > Adjuntos > Residentes.

Hay que entender las implicaciones que tiene esta jerarquía, y es tan fácil como decir que, si eres residente de 2º año y estás de guardia con el residente de 3º año, él decide cómo se hacen la mayoría de cosas. A qué mujeres ver, cuándo hacerlo, los turnos de la noche o el orden para hacer cesáreas, etc. Por supuesto no es una carta blanca, si no la residencia produciría pequeños tiranos. Pero es el sistema habitual de funcionamiento, lo que implica que hay que acostumbrarse a él. Según la forma de ser de cada uno, será más o menos fácil adaptarse a este sistema. Por ejemplo, puede ocurrir que un médico veterano de otra especialidad decida hacer la residencia de ginecología y acaba recibiendo órdenes de residentes que tengan apenas un año o dos de experiencia.

De la misma manera, hay que tener cuidado a medida que se sube la escala de beneficiarse de aquellos que están por debajo. Es frecuente el razonamiento de "cuando yo era residente pequeño, se aprovechaban de mí; ahora yo me aprovecharé de ellos".

En conclusión, al empezar la residencia hay que asumir que toda la gente que te rodea te empezará decir lo que hacer y darte órdenes, a veces para bien, a veces para mal, pero hay que entender que el sistema funciona así. No obstante, en casos flagrantes o exagerados, puedes comentarlo con tus residentes mayores o tu tutor.

Compañeros de trabajo: quién es quién

Veamos ya el personal del hospital y la relación que puedas tener con ellos, tomando esto como una guía meramente orientativa.

Residentes: Como decimos, los residentes son el grupo más cercano y con el que más contacto tendrás. Todos estáis haciendo lo mismo y muchas veces recibís las mismas broncas, sermones y trabajos. También puede haber rencillas con temas de guardias, congresos, quirófano, etc. Sea como sea, al final se suelen crear unos lazos muy estrechos que son para toda la vida.

Coerres: Son los residentes que están en tu mismo año y suelen ser los residentes con los que más vínculo tienes. Estarán los mismos cuatro años que tú y tienen casi exactamente las mismas situaciones y problemas. Es importante mantener y cuidar esa relación. También hay que recordar que al final seréis rivales, de manera similar a los compañeros de carrera y el examen MIR. Ello puede envenenar las relaciones al final de la residencia, por lo que hay que intentar mantener la cordura y mantener relaciones honestas y de competitividad sana.

Residentes mayores: En este caso, suelen ser los que te van a ayudar y guiar en la residencia. No todos son así, habrá algunos que se desentiendan más y otros que se dediquen a que hagas las cosas bien. Sea como sea, es importante seguirles y aprender de ellos. Todo lo que se habla en este libro (rotaciones, publicar, investigar, y muchas más cosas) ellos ya lo saben y lo conocen. Cuando rotas por ejemplo en consulta de colposcopia, ellos ya han estado allí y saben cómo funciona. Por tanto, hay que aprovecharse y preguntarles todas esas cuestiones. Por otra parte, como decíamos antes, los residentes mayores están por encima de nosotros. Algunos pueden abusar de ello, dejándonos hacer todo el trabajo de puerta o quedándose todas las cirugías. Poco hay que hacer, salvo en casos exagerados que habría que hablar con el tutor.

Residentes pequeños: Todo lo contrario que antes. Tu tarea es enseñarles y guiarles por la residencia. Algunos harán más caso, otros harán menos. Y cómo no, evitar abusar de ellos.

Residentes de otros hospitales: En ocasiones verás a residentes de hospitales de la misma provincia o comunidad, o bien a rotantes externos (o que tú mismo seas rotante externo). Siempre es interesante preguntarles cómo hacen las cosas ellos, o bien pedirles su opinión sobre cursos, libros o rotaciones externas. Existen anualmente los cursos para residente de 1º año, 2º año y 3º año, en los que se reúnen los residentes de ese año de toda España para aprender y confraternizar.

Residentes de otras especialidades: También pueden rotar en el servicio residentes de médico de familia o de otras especialidades. Su papel es más bien de observador, aunque muchos pueden colaborar en los trabajos de la guardia, la planta o la consulta.

Adjuntos: Son los ginecólogos del servicio. Son los que más suelen saber, los que más suelen enseñar, los que más cosas te van a dejar hacer y los que más trabajo te van a dar.

Tutores: Entre los adjuntos, hay algunos que son los tutores de los residentes. Se dedican a hacer las evaluaciones, las entrevistas periódicas, os indican a dónde debéis ir cada día o rotar cada mes, a ver cómo va vuestra residencia y, en definitiva, a solucionar cualquier cosa relacionada con la residencia. En teoría, si el tutor os dijese que tal día debéis ir a una consulta concreta, los demás adjuntos no pueden obligarte a ir a otro sitio. Eso en teoría.

Jefes de sección/servicio: Son los que dirigen el servicio y las secciones. En la práctica son adjuntos, pero jerárquicamente por encima de ellos. A veces hay que recurrir a ellos para cuestiones más importantes, pero no suele ser necesario.

Secretario del servicio: Los secretarios se ocupan de todos los aspectos administrativos. En nuestro caso, todo aquello relacionado con nóminas, calendario de guardias, vacaciones, días libres, días de curso, etc. Un buen secretario vale su peso en oro.

Enfermería: Son los que se ocupan de atender al paciente, administrar el tratamiento, hacer las curas, etc. Existen también los matrones, que son los enfermeros especializados en el embarazo y parto, de los que hablaremos a continuación. Los enfermeros es probablemente el grupo con el que más fricciones puede haber, ya sea por pautar un tratamiento, toma de decisiones, actitudes, etc. Las competencias específicas de un médico y las de un enfermero están bien establecidas. En el caso de un residente, técnicamente es médico y asume sus competencias, lo que puede dar lugar a que un médico inexperto paute un tratamiento con el que un enfermero veterano no esté de acuerdo. En estos casos, el enfermero puede hablar con un adjunto para comunicarle su no conformidad y que lo revise.

Por tanto, como puede ser una importante fuente de conflictos, es vital tener una relación lo más cordial posible con los enfermeros. Ya no sólo por evitar problemas, sino por lo beneficioso que puede ser tener una buena relación. Por ejemplo, cuando un enfermero de planta te avisa de que has pautado un medicamento equivocado o te recuerda cuestiones que tenías pendientes.

Matrones: Lo que hemos dicho de la enfermería, se acentúa aún más con los matrones. Especialmente en lo relativo al parto, matrones y ginecólogos pueden tener actitudes y opiniones totalmente opuestas. Es frecuente que el ginecólogo no confíe en cierto matrón o bien que un matrón no considere adecuado lo que está haciendo el ginecólogo. El residente, nuevamente, combina su papel oficial como médico con la inexperiencia del novato. Por tanto, recordamos otra vez lo importante de mantener esta relación lo más fluida posible.

Para el residente de 1° año ocurre una cuestión adicional, y es que debe empezar por conocer el parto normal. Éste es el que realizan los matrones y no los ginecólogos, por lo que es de los primeros de los que se debe aprender. Es necesario acompañarles, escucharles y obedecerles para saber asistir bien los partos. Así que lo repetimos las veces que sean necesarias, es importante una buena relación.

Residente de matrón: Se trata de un enfermero que está haciendo el EIR, de forma paralela al médico que hace el MIR. La principal característica de ellos es que también tienen que aprender a hacer partos, por lo que son competencia directa para los residentes de ginecología pequeños. Es frecuente que cada grupo (ginecólogos y matrones) favorezca a este respecto a sus propios residentes y que haya conflictos por el reparto de los partos. Lo mejor para evitarlos consiste en tener un sistema de reparto conocido y aceptado por todos. Por ejemplo, que el primer parto que haya sea para el primer residente que se vaya. Y por supuesto, intentar mantener una muy buena relación con los residentes de matrón. Cuando ha habido buena relación, he visto como se cedían partos por parte de ambos grupos, al margen del orden establecido, para intentar equilibrar y beneficiar a todos. En cambio, cuando ha habido mala relación, se han visto conflictos y rencillas y un ambiente envenenado en el paritorio.

Auxiliares de enfermería: Son las personas que suelen asistirnos en la consulta, ya sea preparando el material, colocando a la paciente, organizando el listado, etc. Suelen ser una ayuda muy importante, sobre todo en los primeros meses cuando el residente pasa la puerta solo, siendo un apoyo fundamental.

Otro personal: Incluimos aquí celadores, limpiadores, informáticos, personal de lencería, personal de cafetería, etc. En muchos casos controlan cuestiones del hospital que uno ni se imagina y que puede ser de gran ayuda. Cosas tan sencillas como dónde conseguir tóners de impresora o mantas, arreglar algún ordenador, reparar el ecógrafo, guardar comida cuando llegas tarde, etc. Uno nunca sabe de quién va a necesitar ayuda.

4. PARITORIO

El paritorio es la principal característica de la especialidad, nuestra esencia y peculiaridad. Los grandes problemas, catástrofes, heroicidades, sufrimientos, experiencias van a venir del mismo. Por eso, tenemos que verlo con un poco más de detalle

Paritorio, sí o sí

Quieras dedicarte a la reproducción, a la consulta privada o a la ecografía, durante la residencia vas a tener que manejar el paritorio, quieras o no. Por otra parte, al final de la residencia, es muy habitual el hacer guardias y el paritorio siempre va a estar presente. Esto supone que hay que aprender a manejar bien el paritorio.

Hacer mano

El paritorio se parece al quirófano en cuanto a que se aprende practicándolo. Asistir partos, coser desgarros, instrumentar con fórceps o ventosa, realizar cesáreas, etc. Son elementos que hay que intentar hacer el máximo número posible para ir perfeccionándolos. Pero no solo hay que ganar experiencia haciendo mano. Observar los tiempos de dilatación, analizar monitores, controlar tensiones elevadas o fiebres intraparto. Existen muchos elementos que hay que aprender a controlar y ello exige pasar muchas horas en el paritorio.

Rotación en una gran maternidad

Sabemos que el paritorio es muy importante, pero algunos hospitales puede que solo tengan 1-2 partos al día, siendo imposible aprender adecuadamente. O quizás haya un número mayor, pero que siga siendo bastante limitado.

Una buena opción de rotación externa es el de una gran maternidad. Se trata de hospitales en los que pueda haber 5000, 6000, 7000 partos al año o más. Eso supone paritorios siempre atestados, con mucha actividad y con personal bastante experimentado. Para un residente suponen una oportunidad para mejorar el manejo del paritorio.

Existen varias grandes maternidades en España, pudiendo destacar Las Palmas de Gran Canaria, Bilbao y Murcia.

Respetar la intimidad de la paciente

Conviene escribir también sobre esta cuestión, muchas veces dejada de lado, y es la intimidad de la paciente. Ciertamente es un momento muy importante en la vida de la mujer y su familia, y debemos atenderla lo mejor posible para que sea así. Pero muchas veces descuidamos aspectos que no son médicos, como es la participación de la paciente, la información o su intimidad. Es habitual ver cómo la gente entra sin llamar en los paritorios, en repetidas ocasiones, entrando personal de todo tipo. O que los tactos vaginales los realicen varias personas, casi sin avisar a la mujer. O bien echar al marido de la habitación sin dar explicaciones y movilizar a la mujer para instrumentar el parto sin informarla de nada.

Por tanto, cuando entremos en un paritorio, no nos olvidemos de esos aspectos básicos y realicemos nuestra labor de forma cuidadosa y respetuosa.

5. QUIRÓFANO

Ginecología es una especialidad médico-quirúrgica, y por tanto pasaremos mucho tiempo dentro de un quirófano. Más aún si contamos el paritorio, aunque por sus peculiaridades lo separamos en otro capítulo. Por tanto, hay que acostumbrarse a la ropa verde y a ciertos consejos:

La cirugía se aprende en el quirófano

Y no tiene otra. Se puede estudiar muchos libros de cirugía (y debe hacerse), pero para aprender realmente hay que estar en un quirófano, sea operando o sea viendo. Es una de las razones por las que las especialidades quirúrgicas duran 5 años, para dar tiempo a operar un volumen suficiente. En el caso de ginecología sólo son 4 años, razón para espabilar más. Por tanto, cuanto más tiempo estemos dentro (aunque sólo sea viendo) mejor.

La cirugía es un bien limitado

Es una frase de otro antiguo tutor, y también es cierta. Todo el mundo quiere operar, y hay muy pocas operaciones para repartir. Dependiendo del servicio se organizará más o menos favorablemente para el residente, pero nunca he oído a un residente oír que en su hospital operan mucho, siempre hace falta más.

Por ello, a la hora de preguntar para la residencia, hay que preguntar sobre todas estas cosas. Si ya estás haciendo la residencia, hay que valorar cómo está repartida la cirugía y luchar porque te dejen operar. No queda otra que hablar y pedir repetidamente a tutores y adjuntos.

Personal de quirófano

En el quirófano hay siempre mucho movimiento y conviene saber qué puesto ocupa cada persona.

Respecto a los cirujanos, se suele organizar de forma jerárquica. El cirujano es la persona que está operando. El primer ayudante, situado en el lado opuesto en cirugía abdominal, tiene como principal labor asistirle y permitirle que vea. El segundo ayudante se encarga de labores auxiliares como puede ser tirar de valvas, cortar hilos o llevar el aspirador. Aunque poco habitual, puede haber también un cuarto ayudante que realiza tareas similares.

Respecto al equipo de quirófano, destacamos al enfermero que ejerce de instrumentista. Se encarga en la operación de proporcionar todo el material e instrumentos necesarios. También puede haber enfermeros o auxiliares para tareas varias. El anestesista suele situarse a la cabecera de la cama. Y por último los celadores, que se encargan de traer material o de colocar a la paciente.

Instrumental quirúrgico

El residente tiene que aprender en primer lugar las cosas básicas del quirófano. Eso incluye el funcionamiento habitual del quirófano, saber lavarse, y por supuesto el instrumental.

El enfermero instrumentista suele ser un buen referente para aprender todas las cuestiones del instrumental. Mientras se prepara la operación, puedes estar con él y aprender el nombre del instrumental, su funcionamiento y cuándo se va a necesitar. También puedes consultar en casa varios libros sobre instrumental quirúrgico.

Una buena forma de practicar durante la operación es saber qué instrumento se va a necesitar en cada momento y pedirlo antes a la instrumentista. Te ayudará además a memorizar los pasos de la técnica quirúrgica.

Técnica quirúrgica

Hemos señalado que debe estudiarse igualmente, y es cierto. Cada cirugía reglada tiene su técnica quirúrgica descrita desde hace décadas. Ciertamente hay modificaciones y variantes, pero los pasos de una cesárea o una histerectomía vaginal están descritos en cualquier libro de cirugía. Por tanto, es importante sabérselos antes de cada cirugía. Como el quirófano suele ser programado, es muy útil consultar las cirugías el día antes y repasarse las técnicas.

Otras cirugías

Como hemos dicho al principio del libro, una característica de la ginecología es que suele ser muy autónoma. Sin embargo, a veces puede jugar en contra. Durante la residencia, es poco o nulo el tiempo que se rota en otras especialidades quirúrgicas, concretamente cirugía general. Pensamos que ello es un error.

La histerectomía abdominal, por ejemplo, es una cirugía que hacemos habitualmente y que acabamos dominando. Ahora, si nos salimos de nuestros límites, necesitamos irremediablemente ayuda. Sea para quitar un apéndice, reparar una perforación de vejiga, de intestino o de un vaso importante, acabamos necesitando a cirujanos, cirujanos vasculares o urólogos.

Por ello, y dependiendo cada uno del mayor o menor interés que tenga en dedicarse a la cirugía, podría ser bueno ampliar esos límites. Ello pasa por estudiar libros de otras cirugías o por solicitar rotaciones en otras especialidades. El objetivo es ser lo más completo y autónomo posible, y no limitarnos a nuestros órganos.

El ejemplo que más me impactó a este respecto fue en una rotación externa, en un centro especializado en cirugía oncológica. En las distintas operaciones de los cirujanos, pude observar cómo realizaban resecciones intestinales, esplenectomías o reparaciones en la vena cava durante la linfadenectomía. Por tanto, si vamos a especializarnos en cirugía, es necesario ampliar horizontes.

Si la operas, es tu paciente

La cirugía no se limita a la propia intervención. Incluye el preoperatorio y, sobre todo, el postoperatorio. Es una regla esencial revisar aquellos pacientes que has operado tú mismo, aunque ya haya otro ginecólogo al cargo. La mayoría de cirujanos visitan a sus pacientes, incluso en fines de semana, o se quedan al tanto. Por una parte, es una cuestión de dedicación hacia tus pacientes, y ellos lo valoran. Por otra, sirve como feedback sobre tus habilidades quirúrgicas. Si observas que en tus cesáreas hay muchos seromas postquirúrgicos, por ejemplo, significa que debes mejorar el cierre de la capa subcutánea de la pared abdominal. Si no vieses a tus pacientes, seguirías con la misma técnica sin ser consciente de este hecho.

6. GUARDIAS

Las guardias son una parte muy importante en la vida profesional, y especialmente en la residencia. Llegan a marcar incluso la vida personal, ya que impide hacer planes ese día o bien se puede aprovechar los salientes, o simplemente sabes que ese día estarás en casa sin moverte. Por otra parte, pueden llegar a representar la mitad del sueldo de un residente. Veamos algunas cuestiones sobre las guardias:

Qué son las guardias

Las guardias son turnos de trabajo en el hospital de 24 horas. En ese tiempo el médico se encarga de atender las urgencias que vengan al hospital y los pacientes que están hospitalizados. En algunos casos pueden ser localizadas, es decir, el médico está fuera del hospital, pero debe estar disponible para acudir al mismo.

Tras terminar la guardia, el médico suele tener derecho al llamado saliente, es decir libra el día siguiente. En ciertos hospitales puede haber acuerdos respecto a los salientes en el servicio, realizándose de forma diferida o bien reservándoselo para otro día, aunque suelen ser acuerdos extraoficiales.

Guardias de ginecología

Las guardias de ginecología son de las más duras de todas las especialidades. Esto se debe principalmente a la presencia del paritorio, que va a ser la principal fuente de trabajo, dedicación y estrés para el ginecólogo.

Es algo muy habitual el tener que realizar cesáreas a las tres o las cuatro de la mañana o bien pasarse la noche observando un monitor. Puede haber muchos imprevistos a lo largo de la guardia, como llegar a la puerta un ectópico accidentado o que se complique una paciente recién operada en la planta. A todo ello hay que sumarle un flujo de mujeres muy significativo que acude a urgencias por distintas cuestiones de mayor o menor gravedad, como son sangrados, dolores, contracciones, etc.

Por ello, hay que tenerlas muy presentes a la hora de elegir especialidad y hospital. Lo mejor que se puede hacer, si se tienen dudas, es ir al hospital, ponerse de verde y vivirlas en directo para formarse una opinión.

Espabilar cuanto antes

Debido a lo descrito antes, es importante que el residente pequeño "espabile" cuanto antes y pueda resultar útil. Existe en ese sentido una presión extra que no suelen tener los residentes de las otras especialidades, que pueden permitirse aprender a un ritmo más lento. Hay que pensar que, debido al movimiento de la guardia, un residente puede quedarse solo en situaciones muy difíciles o tener que tomar decisiones rápidamente. En una bradicardia, un prolapso de cordón o un desprendimiento de placenta, hay que empezar a tomar decisiones de forma inmediata.

Por tanto, cuanto antes se aprenda unos conocimientos básicos, mejor será para el equipo de guardia y para el propio residente.

La cuestión de los salientes

Cuando un residente termina una guardia, tiene derecho a librar la guardia. Sin embargo, una cosa es tener derecho y otra poder hacerlo. Aunque cada vez menos, aún hay sitios donde está mal visto que el residente no se quede a trabajar o incluso se prohíbe. Es muy importante preguntar por esta cuestión antes de elegir la plaza, ya que es un hecho determinante.

Otro asunto distinto es que el residente quiera, de forma voluntaria, quedarse por la mañana en el hospital. Si no está excesivamente cansado, puede aprovechar para realizar tareas de investigación o recogida de datos, o bien acudir a quirófano o consultas. Esto es más frecuente en los residentes de 3º y 4º año, en los que las rotaciones son más interesantes y se hace para evitar perder días de rotación.

Otra cuestión es la libranza de los viernes y los sábados. En el caso del viernes, se pierde la libranza por caer en sábado. Sin embargo, la cuestión de la guardia del sábado y libranza en domingo no está tan clara. Existe jurisprudencia sobre este tema en el que se ha reconocido el derecho a librar el lunes, basándose en que el trabajador tiene 12 horas de libranza en cada guardia y que debe descansar al menos 24 cada semana. Lo habitual es que no se libren, aunque como decimos, depende de cada servicio.

7. ROTACIONES EXTERNAS

Las rotaciones externas son una de los principales atractivos de la residencia, hasta el punto de que es una pregunta habitual a la hora de elegir hospital para hacer la residencia. Y es normal. Tener la oportunidad, por ejemplo, de trabajar con expertos mundiales en endometriosis o terapia fetal, en otra ciudad o en otro país, manteniéndote la plaza y el sueldo de tu hospital, no es algo que se vaya a repetir.

Por tanto, las rotaciones externas es un aspecto a plantearse desde el primer día. Veamos algunos consejos

Para qué sirven

Hay muchas razones para hacer una rotación externa, y no sólo profesionales. La posibilidad de vivir en otra ciudad o en otro país es un ejemplo. Pero centrémonos en las relacionadas con la especialidad. Una primera razón sería para mejorar tus capacidades en algún campo. Considero que hay tres campos importantes que no se aprenden sólo en los libros: quirófano, paritorio y ecografía. Necesitas experimentarlas para poder aprenderlas del todo. Por eso son muy solicitadas las rotaciones en grandes maternidades o en sitios con gran volumen quirúrgico o que haya posibilidades de colaborar. La ecografía obstétrica es más fácil de realizar en tu propio hospital, pero también se eligen sitios que permiten mejorar con ecografistas profesionales.

Una segunda razón es interés en alguna rama de la especialidad. Terapia fetal, cirugía robótica, oncología ginecología... tu papel es más de observador, y es probable que no te dediques a esos niveles de especialización en el futuro, pero se puede aprender mucho.

Una tercera razón es obtener algún beneficio concreto, como puede ser conseguir un título, relacionarte con los especialistas, o simplemente porque queda bien en el currículo.

Existen muchas más razones, y no tienen por qué ser únicas o excluyentes. Lo importante es que encuentres las tuyas.

Conocer las posibilidades de tu servicio

Como decía, estos aspectos ya se deben preguntar a los residentes de un servicio para poder valorarlo bien. Una simple pregunta como "¿Te dejan rotar fuera?". La gran mayoría de hospitales dejan hacer rotaciones externas y suele estar establecido el tiempo y año de residencia. En nuestro servicio, por ejemplo, se hacen en el 3º y 4º año y hay un total de 3-5 meses. Pero aparte, hay que conocer un poco la actitud que tienen sobre las mismas. Es posible que no esté bien visto usar todos los meses, o que los destinos sean muy limitados. Lo deseable sería tener carta blanca para rotar en cualquier lugar del mundo, debidamente justificado, pero la realidad es que ciertas rotaciones o destinos pueden ser mal vistas o incluso negadas. Por tanto, es recomendable saberlo antes de elegir la residencia.

Cómo se tramitan

Normalmente hay dos tipos de acuerdos: el formal y el informal. El acuerdo formal sería el oficial que se realiza entre tu centro y el suyo. Se inicia con la solicitud de rotación externa planteada por el residente y firmada por el tutor. Ésta la gestionará la comisión de docencia para conseguir las debidas autorizaciones y te lo acabarán comunicando de forma oficial en las semanas o meses posteriores.

El acuerdo informal es simplemente entre el residente y la secretaría del otro centro. Lo habitual es que el residente llame o escriba a la secretaría, pregunte la disponibilidad, y acabe reservando una plaza y dejando sus datos personales. Estos centros están acostumbrados a recibir solicitudes, así que no hay que tener reparos a la hora de llamar. Eso sí, este acuerdo informal no tiene validez ninguna si luego no se tramita el acuerdo formal.

Listas de espera

Al preguntar a la secretaría sobre la disponibilidad, no debes asustarte si te dice un año lejano. Los sitios habituales para rotar están muy solicitados, y las listas de espera pueden ser muy largas. Recuerdo haber llamado al Clinic de Barcelona y que me dijesen que la lista de espera era de 5 años. ¡Es decir, que debería haberla pedido antes de terminar la carrera! De todas maneras, lo habitual es que sean como mucho de 1-2 años.

Por esa razón, cuanto antes te apuntes en la lista, mejor. Un residente de 3º o 4º año no puede esperar años, pero uno de 1º o 2º año sí. Y es una pena que no te lo cuenten o no seas consciente de que quieres rotar en un sitio cuando ya es demasiado tarde.

Existe también la posibilidad de apuntarte en muchas listas y ya en el futuro decidirás. Apuntarte y borrarte seis meses después no te penaliza para nada. Tu hueco es probable que se rellene nuevamente en unas semanas. De todas maneras, por cuestiones éticas no se debe abusar de este mecanismo, o al menos intentar dejar la plaza libre lo antes posible si al final no te interesa. Por ti y por el resto de residentes de toda España que están deseosos de coger esa rotación.

Pregunta a tus residentes mayores sobre sus rotaciones

Seguro que tienes ya claro que quieres rotar fuera, pero la pregunta clave es... ¿dónde? Por supuesto, puedes buscar en internet y encontrar posibilidades que nadie conocía. Pero lo más práctico y por donde debes empezar es preguntando a tus residentes mayores. Yo realicé una rotación externa que en principio no me entusiasmaba, simplemente porque todos los residentes mayores iban allí y la opinión de ellos era muy buena. Ahora soy yo el que se alegra de haber ido y el que la recomienda a sus residentes pequeños. Además, te pueden hablar sobre la gente, los horarios o dar pistas que harán tu estancia más llevadera. Detalles tan simples como dónde y cuándo debes estar el primer día. También hay que considerar hablar con adjuntos jóvenes que hayan rotado fuera, y con residentes de otros hospitales cercanos.

Un buen consejo para el grupo de residentes sería ir apuntando sitios y opiniones personales, para que las generaciones posteriores lo tengan más fácil.

Cuánto duran

Las rotaciones suelen durar 1 a 3 meses. Depende tanto de lo que permita tu servicio, como de lo que permita el otro centro. En el hipotético caso de tener 4 meses disponibles, se podrían hacer 4 rotaciones de 1 mes cada una, 2 rotaciones de 2 meses, 1 rotación de 3 meses y 1 de 1 mes, etc.
Rotaciones cortas supone que puedes hacer más y por tanto aumentar la variedad. Rotaciones largas implica que la gente del otro servicio te coja más confianza, que hagas más cosas, o incluso que te encarguen trabajos y presentaciones.

Cuándo hacerlas

En líneas generales, cuanto más tarde mejor. Se entiende mejor la oncología o la medicina fetal de residente de 4º año que de 3º año. Sin embargo, los últimos meses de residencia es conveniente estar en el hospital. Es cuando más dejan operar o se puede saber si hay posibilidades de trabajo. También conviene evitar meses cortos y festivos ya que hay menor actividad. Eso incluiría principalmente enero, Junio – Agosto, diciembre. Y hay que valorar si se quiere encadenar meses de rotaciones externas, por ejemplo, un mes en Barcelona y al mes siguiente en Madrid.

¿Y si no quiero rotar fuera?

Obviamente, las rotaciones no son todo ventajas. Supone un coste económico importante (algunas cuestan dinero), en ocasiones no se pueden realizar guardias, y la situación personal y familiar de cada uno es distinta. En mi último año estuve dando vueltas por Londres, Barcelona y Valencia y pese a disfrutarlas, tenía ganas de volver a la rutina de mi hospital. Tenía disponible incluso una rotación libre más, pero la pedí en mi propio servicio.

Las ventajas de hacer una rotación libre en tu propio servicio son poder ampliar aquellas que se quedaron cortas o que quieras mejorar. Una rotación haciendo ecografías de 2º trimestre, por ejemplo, puede ser muy beneficiosa sin necesidad de trasladarse a otro lugar. Por tanto, lo importante ante todo es tener claro las posibilidades que hay y coger las que más te sean provechosas. No por estar 1, 2 o 5 meses fuera automáticamente va a ser mejor para tu formación.

Algunas rotaciones interesantes

El siguiente listado es de algunas rotaciones que hemos realizado o conocemos, pero existen muchas más.

- **Paritorio:** Hospital Materno-infantil Canarias (Las Palmas de Gran Canaria), Hospital Cruces (Bilbao), Hospital Arrixaca (Murcia)
- **Ecografía, Medicina Fetal:** Hospital Clinic (Barcelona), Hospital Vall D'Hebron (Barcelona), Hospital Virgen de las Nieves (Granada), Hospital San Cecilio (Granada), Centro Gutenberg (Málaga), King's College Hospital (Londres)
- **Oncología:** Instituto Valenciano de Oncología (Valencia), MD Anderson (Houston), Hospital La Paz (Madrid)
- **Colposcopia:** Hospital General Alicante (Alicante)
- **Endometriosis:** Hospital La Paz (Madrid)

8. CURSOS Y CONGRESOS

En la residencia conocemos una de las aficiones favoritas de los médicos, la asistencia a cursos y congresos. Ello supone poder visitar durante varios días una ciudad turística, a la vez que se aprenden novedades y actualizaciones sobre el trabajo. En el caso de la residencia, los viajes con varios residentes a alguno de estos eventos acaban siendo grandes recuerdos y experiencias. Por eso, vamos a hablar un poco sobre ellos.

Dónde encontrarlos

A lo largo de todo el año se producen jornadas, cursos, eventos, congresos de todo tipo. Algunos se publicitan por correo o envían publicidad al hospital, pero la mayoría se encuentra la información en internet. Es útil en la página web de la SEGO el apartado "Agenda". En él se anuncian muchos de estos acontecimientos, así como la información necesaria. También se puede explorar en las agendas de otras instituciones como FIGO, ACOG, ISUOG, etc. Por último, hay que saber que hay eventos que suelen ser anuales o bianuales. Por ejemplo, la SEGO organiza los congresos nacionales en años impares y los congresos de las secciones en años impares. Por tanto, si no se pudo acudir a uno, podemos esperar dentro de 2 años que sea el siguiente.

Días de curso

Un residente puede acudir a un evento de este tipo y solicitar en la secretaría los días de curso. Al acreditar el curso al que se acude y posteriormente justificar su asistencia, se concede permiso para ir esos días sin necesidad de utilizar los días libres propios.

En teoría no hay límite de días que se pueden pedir. Uno podría ir a tantos cursos como quisiera y pedir los días correspondientes. De todas maneras, los tutores y el servicio suelen llevar cierto control, por lo que no se puede estar faltando continuamente al trabajo. Por otra parte, las guardias deben estar cubiertas y a veces exigen que se quede un número mínimo de residentes en el servicio. Eso significa muchas veces que los residentes mayores puedan ir mientras que los pequeños se tengan que quedar a cubrir esos huecos.

Tiempo y dinero

Los beneficios de los cursos son conocidos, pero existen dos factores limitantes. Por un lado, el tiempo que se emplea en ellos. Por otro, el precio de los mismos. Los congresos suelen ser caros, pudiendo costar la inscripción de 200 – 400 euros. Los cursos pueden ser más baratos (y más caros). Y a todo ello hay que añadirle el transporte y alojamiento. Por ello, el número de eventos a los que asistir a lo largo del año dependerá de cada uno.

Anunciar los cursos

En caso de querer asistir a algún curso o congreso, es recomendable comentarlo con los otros residentes, por una cuestión más de transparencia y honestidad. Los residentes son en ciertos aspectos rivales entre sí, por lo que es mejor tener una buena relación. Al anunciar los cursos y hacerlo de forma abierta, nos aseguramos por un lado que nos pueda acompañar más gente y por otro que ellos corresponderán avisando de otros cursos que pudieran encontrar.

9. ESTUDIAR

Después de años y años acostumbrado a estudiar prácticamente todos los días, la residencia supone un cambio de dinámica distinto. Ver pacientes, operar, hacer ecografías, etc. Aprendes del día y de lo que te enseñan a tu alrededor. Puede surgir la pregunta, ¿realmente es necesario estudiar? Y la respuesta sería "más que nunca".

El ambiente juega en tu contra

Durante la carrera, todo el ambiente está enfocado a que estudies. Es lo que hacen los compañeros y lo que se espera de ti. Es normal que te pases todo el día en la biblioteca. Todo ello supone un refuerzo para una tarea que puede ser pesada.

Sin embargo, en la residencia la situación es distinta. La gran mayoría no estudia, al menos de forma regular, por distintas razones. Y la idea de haber trabajado toda la mañana te hace sentir que ya has cumplido. Por otra parte, las tardes libres es un nuevo lujo al que te acabas acostumbrando. Por tanto, el ambiente pasa a jugar en tu contra, y la idea del estudio parece extraña.

No hay que dejar que el ambiente nos haga dar de lado el estudio. Con otro ritmo, otra presión, pero hay que ser constante.

Estudia lo que estés practicando

A la hora de elegir la temática a estudiar, puedes sacar mayor rentabilidad si estudias lo que estés haciendo durante la mañana.

En la carrera el estudio era algo más teórico, que aprendías para ponerlo en el examen. Aquí el estudio te sirve para usarlo el día siguiente. Cuando aprendes sobre puerperio, por ejemplo, al día siguiente al pasar la planta de puérperas desempeñarás mejor tu trabajo y te animará a seguir estudiando. Lo mismo pasa con paritorio, ecografía o consulta. Es importante aprovecharse de ese feedback y de la motivación que proporciona.

Por tanto, intenta organizar el estudio según tus rotaciones.

Estudia por miedo

Hay otra forma de estudio que podríamos llamar por miedo. En la práctica clínica, se ven situaciones complicadas y difíciles que hay que resolver, como por ejemplo una distocia de hombros o un embarazo ectópico. Normalmente las soluciona un residente mayor o adjunto, pero aun así provoca una sensación de pánico o miedo al no saber actuar en esa situación.

Es buena idea aprovechar esa motivación para estudiarlo y así, en caso de que se repita, saber qué hacer.

Inglés

Siempre hemos escuchado sobre lo importante que es el inglés. Pues bien, lo es. Podemos desenvolvernos toda la residencia con libros en español, congresos en España, cursos en español. Pero siempre habrá un libro o congreso o curso mejor, que estará en inglés. Herramientas básicas como pubmed, Cochrane o uptodate, y todas las revistas importantes están en esa lengua. Por otra parte, si te planteas rotar en el extranjero, será indispensable.

Por tanto, hay que valorar el nivel propio de inglés de cada uno y plantearse mejorarlo. El objetivo mínimo sería el inglés leído, para poder entender los artículos.

Objetivos de estudio

Estás motivado, quieres estudiar y ser un buen ginecólogo. Pero, ¿qué es lo que tengo que estudiar? ¿Me cojo el Ginecología de Novak y empiezo por la página 1?

Hay varios objetivos que te puedes marcar de estudio. Un objetivo, por ejemplo, es ser capaz de hacer lo que hace el adjunto con el que estás rotando. Así, si estás rotando en la planta de puerperio, el objetivo final es que tú seas capaz de pasar esa planta solo, hacer las exploraciones, contestar las dudas, etc. A partir de ahí, busca los temas de puerperio, protocolos, patologías relacionadas, etc.

Otro objetivo de estudio es ir leyendo libros o textos escogidos. Por ejemplo, decidir aprenderse todos los protocolos del servicio. O bien leer un libro sobre asistencia al parto o instrumentación quirúrgica. Para estos casos, puede ser útil preguntar a residentes y adjuntos de aquellos textos que pudieran ser de utilidad.

Por último, otro objetivo de estudio puede ser el de rellenar lagunas. Cuando desempeñas tu trabajo, es frecuente que aparezca una situación o patología que no sepas solucionar. Se puede ir anotando en una hoja para, posteriormente, rellenar ese conocimiento en el estudio.

Dónde me lo estudio

La cantidad de material de estudio sobre ginecología es inmensa. En mi caso particular, dispongo de varias estantes llenas de libros y guardo en mi ordenador más de 25 gigas de material. Existe de todo: protocolos del colegio americano, atlas visuales de estadiaje oncológico, ponencias de media docena de congresos. Incluso el vídeo de una histerectomía vaginal realizada por los ginecólogos del Hospital 12 de octubre, explicada paso a paso.

Todo ese material, dado de golpe, puede ser abrumador. Así que explicaremos un poco los tipos de material más habituales:

Libros de texto básicos: Son los libros de referencia y consulta, para toda la vida. El equivalente al Harrison para medicina interna. A medio/largo plazo, es importante disponer al menos de uno de ginecología y otro de obstetricia. Como curiosidad, los residentes americanos estudian una trilogía que se considera básica: Williams de Obstetricia, Novak de Ginecología y Telinde de Ginecología quirúrgica. Ciertamente, en esos tres libros está prácticamente todo lo que necesitas saber. Existen otros libros similares, como el Cabero en Obstetricia y el Baggish de Ginecología quirúrgica, pero la esencia es la misma.

Aparte, existen otros libros de texto más especializados que también pueden ser importantes, aunque más avanzada la residencia. Hablo por ejemplo del Medicina Fetal de Gratacós o el De Palo de Colposcopia.

Otros libros: Existen muchísimos libros más, de todos los tamaños y temáticas. Para no perdernos, quizás es mejor seguir las recomendaciones de otros residentes y adjuntos que se lo hayan leído por encima. Pueden encontrarse algunos verdaderamente muy buenos. A título personal, podría destacar "Handbook of Vacuum Delivery" de Aldo Vacca sobre la instrumentación con vacuo, un manual muy corto que me aportó muchísimo, o el "Ethicon Wound closure manual", un pequeño libro patrocinado por la Ethicon que enseña todo lo que hay que saber sobre suturas, materiales, nudos, etc.

Por tanto, pedir consejo y valorar los que se pueden estudiar. Y, sobre todo, saber que leer un libro nunca es una pérdida de tiempo.

Protocolos: Los protocolos son documentos muy directos y detallados sobre lo que debe hacerse en cada situación descrita. Lejos de teorizar sobre fisiopatología o factores de riesgo, indican qué fármaco emplear, qué actitud tomar o qué prueba pedir.

Los protocolos son de las primeras cosas que estudiar, por su facilidad. Y los protocolos por los que empezar son los de tu propio hospital. Aparte, también son útiles los protocolos de la SEGO. Tras ellos, y ya más por curiosidad o ganas de comparar, se pueden mirar otros protocolos existentes en internet, como son los del Clinic Barcelona, ACOG, RCOG, etc.

Ponencias: Siempre es útil conseguir las presentaciones de sesiones en el servicio, o de los congresos a los que se asiste. En este último caso, las webs suelen difundirlas.

Cursos: Existen muchos cursos online y presenciales que nos permiten estudiar y ampliar nuestros conocimientos. Algunos muy recomendados (aunque de pago) suelen ser los cursos del Clinic o de la Fundación Dexeus. De todas maneras, aquí sigue recomendándose preguntar a residentes y adjuntos sobre cuáles son los mejores.

Compartir una biblioteca común

Como ya hemos dicho, la cantidad de recursos puede ser muy grande y, aunque a veces agobiante, muy valiosa. Hay que aprovechar la situación que proporciona la residencia, con varias personas en la misma situación de aprendizaje. El préstamo de libros entre residentes, compartir archivos o crear en algún ordenador una biblioteca común puede facilitar enormemente la tarea o ahorrar los gastos. Recordad, la unión hace la fuerza.

Temas sugeridos para el R1

Para terminar el capítulo comentaré algunos temas y apartados con los que puede empezar el residente nada más empezar la residencia. Por supuesto son sugerencias totalmente personales, pero que creo pueden ser muy válidas.

Lo primero que debe estudiarse el residente es el parto normal. Puede utilizar los temas de un libro de texto o también la guía de asistencia al parto normal del ministerio de sanidad.

Conjuntamente, considero vital aprender a interpretar la cardiotocografía. No es difícil de aprender y sin embargo resulta fundamental. Existen muchos libros cortos que lo explican, también en los libros de texto o en el protocolo del hospital o de otra sociedad científica.

En segundo plano, se puede empezar a estudiar los diversos protocolos del hospital, especialmente los más frecuentes para la guardia como es la rotura prematura de membranas, amenaza de parto prematuro, hemorragia de primer trimestre o sangrado uterino anómalo. Para los primeros meses se pueden omitir protocolos más específicos como puede ser el crecimiento intrauterino restringido o el de enfermedades infrecuentes.

Por último y siguiendo lo que ya comentábamos en otro apartado, habría que estudiar la materia que se esté dando en el rotatorio. Lo habitual es que los primeros rotatorios sean de paritorio o de plantas de hospitalización.

10. INVESTIGAR

La investigación y la publicación, aunque las veamos por en capítulos separados, están interrelacionadas. Y es que el objetivo final de cualquier investigación es la difusión de los resultados, para poder aprovecharlos. Veremos aquí algunos aspectos sobre la investigación y en el capítulo siguiente veremos cómo se publica.

Beneficios de la investigación y publicación

Hacer un buen trabajo investigador lleva mucho tiempo y esfuerzo, y estrictamente hablando, no es imprescindible para el desempeño de la actividad asistencial. Por tanto, tenemos que conocer qué beneficios nos puede dar:

Otra forma de estudio. La realización de un trabajo, la documentación, la lectura de artículos y trabajos del tema, etc. Todo ello es una forma de aprendizaje que puede resultar muy útil.

Publicaciones. Las publicaciones se incluyen en el curriculum vitae y cuentan en los baremos de las bolsas de trabajo. Entre dos candidatos similares, puede ser determinante las publicaciones que tenga cada uno.

Prestigio. Por supuesto, la publicación de un trabajo importante puede hacer ganar la admiración y el respeto de los compañeros de profesión. Todos los grandes ginecólogos y obstetras nacionales e internacionales se dedican a la publicación, y son invitados a congresos y conferencias para hablar de sus trabajos.

Vocación investigadora. De la misma manera que medicina (y ginecología) son vocacionales, también lo es la investigación. La mentalidad investigadora disfruta de plantearse preguntas y buscar las respuestas.

¿Realmente es necesario investigar?

Es posible que los beneficios anteriores no hayan convencido a algunos y piensen si realmente es necesario investigar y publicar en la residencia. Existe un mínimo, que va a depender de cada servicio y los tutores, y sería todo aquel trabajo que obligan a hacer. Por ejemplo, si hay un congreso nacional al que va una representación del servicio y quieren llevar algunos posters, o si algún jefe os requiere la recogida o análisis de una base de datos.

Fuera de esa premisa, la decisión de investigar es personal. Desde no hacer nada hasta realizar el doctorado. Como hemos dicho, es un tema que suele ser vocacional y requiere tiempo y esfuerzo, que bien podría dedicarse al estudio, por ejemplo. La recomendación sería hacer algunas cosas durante la residencia, como por ejemplo algún artículo o ayudar en alguna línea de investigación. Hay que pensar que no volverá a haber otro periodo de formación como es la residencia.

Metodología y estadística

Otra cuestión importante de la investigación es la base académica que tenemos, ya que es bastante pobre. La mayoría de lo que sabemos es lo que estudiamos durante el MIR y poco más. Ello puede ser suficiente para un nivel de investigación sencillo, trabajos para publicar como posters, etc.

Ahora bien, si a medio/largo plazo queremos hacer una investigación más seria, con trabajos de mejor calidad, realización de ensayos clínicos, o simplemente saber interpretar bien la literatura científica, es necesario aumentar la formación. Para mejorar nuestra formación, una buena alternativa es hacer algún máster o curso en metodología de investigación. Se puede revisar el listado de masters de cada universidad por si hubiese alguno que nos interesase.

Quizás pueda parecer exagerado, pero luego se pierde mucho tiempo y esfuerzo realizando tareas que no están bien enfocadas, no logran resultados o no se ajustan a criterios de publicación. Hay que considerar esos cursos como una inversión.

El proceso de investigación

Describiremos aquí de forma resumida el proceso que sigue toda investigación. Por supuesto es sólo orientativo y se puede encontrar mejor explicado en otros libros y cursos.

Formulación de la pregunta de investigación: El primer paso es construir la pregunta que la investigación tratará de responder y que nos servirá de guía. Hablamos de preguntas como por ejemplo "¿cuál es la tasa de cesáreas en nuestro hospital?", "eficacia de insulinoterapia frente a dieta en diabetes gestacional" o "¿se relacionan los niveles bajos de PAPP-A con resultados obstétricos adversos?"

Documentación: Tras conocer la pregunta, deberá haber una fase preliminar de documentación y búsqueda de bibliografía para entender el contexto, la descripción del problema o el estado actual de la cuestión. La forma más fácil es la búsqueda de bibliografía en bases de datos como Medline/Pubmed.

Formulación de hipótesis y objetivos: Sabiendo ya nuestra pregunta y el contexto, procedemos a formular una hipótesis de trabajo. En los casos anteriores, podríamos decir que "la tasa de cesáreas será por encima de la recomendada por la OMS", "la insulina será más eficaz" y "la relación de PAPP-A y eventos será proporcionalmente inversa". A continuación, formularemos los objetivos, normalmente un objetivo primario y varios secundarios. En el caso anterior, nuestro objetivo primario sería "la tasa de cesáreas de nuestro hospital" y como objetivos secundarios "la tasa de cesáreas en cada subgrupo."

Metodología de la investigación: En esta fase pasaremos a diseñar todo el trabajo. Ello incluirá cuestiones como el tipo de estudio, población de estudio, criterios de inclusión y exclusión, variables a analizar, análisis estadístico, etc.

Recogida de los datos: Se procederá a recoger toda la información necesaria, normalmente en base de datos de Excel, Access, SPSS, etc.

Análisis de los datos: Se realizan todos los análisis estadísticos que se habían planteado y se obtienen unos resultados que interpretar.

Publicación: La última fase, que veremos en el capítulo siguiente.

Estudios de postgrado: Máster y doctorado

Tras finalizar el grado en Medicina, es posible realizar otros estudios de postgrado durante la residencia. Principalmente son máster y doctorado.

Los másteres son estudios universitarios de postgrado. Requieren para hacerlos tener alguno de los grados de acceso. Se distinguen entre másteres oficiales y másteres propios de cada universidad, siendo la diferencia que los últimos no siempre son reconocidos como máster en algunos baremos. La duración oscila entre uno y varios años, y pueden ser online, presencial o semipresencial. El precio suele ser caro, pudiendo costar 2000 – 3000 euros. Consiste en varias asignaturas y en un trabajo fin de máster, que puede oscilar entre 50 – 100 páginas.

El doctorado es el nivel más alto de educación. Para acceder a él, es necesario tener hecho un máster o bien haber completado los dos primeros años de residencia, que se convalidan como el equivalente a un máster. Tienen una duración mínima de 2 – 3 años. Consiste en unos cursos de doctorado, que varían en cada universidad, y en la presentación de una tesis doctoral. Dicha tesis supone la realización de una investigación bien diseñada y con objetivos de cierta repercusión. El tamaño de la publicación final puede oscilar entre 200 – 400 páginas.

La decisión sobre si realizar el doctorado es muy personal. Hay que considerar todo el esfuerzo que requiere, y lo que supone compaginarla con la residencia. Si además se inicia en el tercer año, se finalizará la residencia antes de haberla terminado. No obstante, conviene señalar que, en caso de querer hacerla, puede ser el mejor momento de la vida profesional. Existen muchos casos de doctorados inacabados en etapas posteriores a la residencia debido a las obligaciones laborales y/o familiares.

11. PUBLICAR

Como ya hemos dicho, publicar es el resultado final de la investigación, cuando ya tenemos todos los datos y resultados necesarios. Ya que se trata de mostrarlo al resto de compañeros de profesión, existen formatos, reglas y formalismos que vamos a ir viendo a continuación.

Tipos de publicación

Según el tipo de publicación, podemos distinguir dos formas principales: trabajo original, que serían la mayoría de investigación; y caso clínico, que es la presentación de un paciente, enfermedad o paciente que sea poco frecuente, curioso, impactante, etc. Existen otras formas menos usadas, como son las revisiones sistemáticas o las cartas al editor, que no vamos a tratar.

Según el lugar de publicación, distinguiremos entre congresos y literatura científica. Los congresos incluyen póster, comunicación oral y ponencia. La literatura científica incluiría libros y, sobre todo, artículos en revistas científicas.

Estructura de la publicación

Sea póster, artículo o ponencia, la estructura suele ser muy similar en cuanto a los apartados. Serían los siguientes:

Abstract o resumen: Como dice su nombre, es un resumen de todo el trabajo. No suele ocupar más de 200 o 300 palabras. Se usa al igual que con películas o libros, para tener una primera impresión sobre el trabajo.

Introducción: Sitúa al lector en la materia, la descripción del problema, las principales definiciones, etc.

Metodología: Se trata de un apartado puramente técnico y descriptivo. Se habla de los objetivos, tipo de estudio, métodos, análisis estadístico, etc.

Resultados: Se limita a exponer los datos obtenidos en el trabajo.

Discusión: Suele ser la parte más importante del trabajo. Valora los datos obtenidos, su significado, los compara con trabajos similares en la literatura y expande más la materia.

Conclusiones: En algunos casos se puede poner un apartado que resuma las principales conclusiones.

Bibliografía: Parte muy importante que no hay que descuidar. Se supone que todo los conceptos, datos y conocimientos que aparezcan en el texto y no sean producto directo de tu trabajo, proceden de otras fuentes y deben ser referenciadas.

Veamos un ejemplo muy resumido de todo esto.

Si hubiese recogido los partos del año pasado y comparado los resultados entre nulíparas y multíparas, y observado mayor tasa de cesáreas en el primer grupo, la publicación podría ser así:

Introducción: En paritorio suelen observarse diferencias en los resultados entre las nulíparas y las multíparas. Las multíparas, al haber parido ya anteriormente, parecen tener mejores resultados. La tasa de cesárea es un buen indicador de este tipo de resultados. Queremos comparar en nuestro paritorio los resultados entre estos dos grupos.

Metodología: Se trata de un estudio descriptivo de tipo retrospectivo. Recogimos las pacientes que parieron en nuestro centro entre enero y diciembre de 2015. Las dividimos en dos grupos (nulíparas y multíparas) y las comparamos en una variable (tasa de cesáreas) Excluimos aquellas con cesárea anterior o con embarazo múltiple.

Resultados: Hubo un total de X partos. De ellos, Y fueron nulíparas y Z multíparas. La tasa de cesáreas fue de Y' en las nulíparas y de Z' en las multíparas.

Discusión: A raíz de los resultados, se observa que la tasa de cesáreas ciertamente es mayor entre nulíparas frente a multíparas. La literatura parece consistente con este hecho. Hay autores que opinan que la tasa puede ser aún mayor (Referencia 1) (Referencia 2) No obstante, algunos autores no están de acuerdo con estos hechos (Referencia 3)

Conclusión: Las nulíparas tienen mayor tasa de cesáreas que las multíparas.

Estructura de la publicación del caso clínico

El caso clínico omite el apartado de Metodología y Resultados, y lo sustituye por Descripción del caso clínico. Este es una descripción de toda la información relacionada con el caso.

Referenciar bibliografía y sistema Vancouver

Como decíamos, todo conocimiento debe estar referenciado. Si en tu trabajo dices que "la tasa de cesáreas en Chile es del 13%", debes indicar de dónde has sacado esa información.

Cuanto más grande el trabajo, mayor número de referencias, que irán desde las 4 - 5 del póster a las 20 - 30 del artículo y en tesis doctorales puede superar las 200 - 300 referencias. Por tanto y aunque sea un engorro, hay que ir mirando con detalle cada frase o dato del artículo y llevar ordenadamente la bibliografía.

Existen varias formas de referenciar bibliografía, pero la más usada es el sistema Vancouver. De forma muy resumida, usa números consecutivos en el superíndice para referenciar en el texto (Referencia[1], referencia[2], referencia[3]), que se corresponde con la bibliografía al final. Además, hay un orden particular de citación, que suele ser el siguiente: Apellido seguido de inicial del nombre, nombre artículo, nombre revista, año, volumen, número, páginas. Por ejemplo, sería *García A. Tasas de cesárea en Chile. Revista Chilena de Obstetricia, 2016, 3, 25, 45 – 48.*

Inglés

Volvemos aquí al tema del inglés y su gran necesidad. Podemos hacer muchas publicaciones en español, pero si queremos cierto grado de importancia y notoriedad, es necesario escribirlas en inglés.

Sirva de ejemplo las revistas en español. En España sólo existen 4 revistas, ninguna de ellas indexada (no aparecen en pubmed, por ejemplo) En Sudamérica existen media docena de revistas internacionales (Chile, Venezuela, Cuba) y poco más. En cambio, revistas en inglés existen miles, incluyendo las más importantes como *Obstetrics* o *Human Reproduction*. Por tanto, si queremos avanzar en este campo, el inglés es fundamental.

Cómo publicar en congresos

Los congresos permiten publicar, de menor a mayor importancia, posters, comunicaciones orales y ponencias (aunque estas últimas suelen ser restringidas)

A lo largo del año van apareciendo diferentes congresos, ya sean regionales, nacionales o internacionales. En su página web suelen poner un apartado relativo a la publicación, en el que incluyen las diferentes normas y también la fecha límite de publicación. Es muy habitual que la fecha de publicación la retrasen una o más veces, a veces el día antes de cumplirse el plazo.

Una vez inscrito, es necesario enviar el abstract de tu trabajo y esperar a que lo acepten para poder continuar. Este proceso puede tardar varias semanas, y lo habitual es que sean laxos ya que los autores deben asistir y, por tanto, cuantas más publicaciones más asistentes habrá.

Una vez aceptado, es hora de realizar el póster o comunicación oral. La organización suele proporcionar una plantilla en PowerPoint sobre la que trabajar.

El póster ocupa una única diapositiva. En ella se debe indicar en el encabezado datos como título, autores, y hospital; en el cuerpo del póster se ponen todos los apartados que ya hemos descrito; y en el pie, se suele situar la bibliografía. Al final, el póster se imprimirá y pondrá en las paredes, o bien se proyectará en formato electrónico en pantallas digitales.

La comunicación oral suele ocupar de 3 a 5 diapositivas, y permite una exposición de unos pocos minutos. Se vuelven a incluir los apartados ya descritos, pero organizándolos por diapositivas. Una vez en el congreso, se expondrá la comunicación delante del público asistente.

Los posters de congresos son un tipo de publicación muy habitual de los residentes, principalmente de los de 1º y 2º año. Aquellos de 3º y 4º año suelen aspirar a realizar comunicaciones o, como veremos ahora, a escribir artículos.

Cómo publicar en revistas

El sistema de publicación de revistas es muy similar en todas ellas. En la página web de cada una existen las normas y criterios de publicación, ya sea sobre temática, formato, número de palabras, etc. Si pensamos que nuestro trabajo se ajusta a dichos criterios, se les envía el manuscrito para su evaluación. El sistema de revisión es *peer review* o revisión de pares, lo que significa que lo evaluará uno o dos autores de rango similar o superior al nuestro. Tras varias semanas, se nos comunicará la decisión editorial. La respuesta puede ser de aceptación, de rechazo o bien que precisa ciertos cambios señalados. En este último caso, dan un plazo para que lo corrijamos y enviemos de nuevo, teniendo que esperar la respuesta nuevamente.

En el caso de negativa de publicación, podemos presentarlo a otra revista distinta por si a ellos les interesara, y si también ocurriera a otra distinta, hasta que alguna lo publique. Está prohibido enviar el manuscrito a dos o más revistas a la vez, teniendo que esperar al rechazo para enviarlo a la siguiente.

Un consejo a la hora de elegir revista es valorar tu artículo y enviarlo a la revista más prestigiosa que creas que lo puede aceptar. En caso de negativa, se va bajando hasta que al final lo acepten.

De esta manera, nos lo publicarán en la revista más prestigiosa que hemos podido. Si infravalorásemos nuestro trabajo y lo enviásemos primero a una revista de bajo rango y lo publican, no sabemos si quizás una revista mejor hubiese estado dispuesta a hacerlo. Tampoco es cuestión de irnos al otro extremo y empezar por *The Lancet* o el *New England*, pero dentro de las posibles hay que empezar siempre por arriba.

¿Y cómo sé el prestigio de una revista? Hay varias escalas, pero la más utilizada es el factor de impacto, que divide el número de artículos citados por el número de artículos. En la página web de cada revista lo suelen indicar, y el ranking se puede encontrar en internet. En el caso de las revistas españolas, ninguna tiene factor de impacto según esa escala. De todas maneras, son buenos lugares para empezar en el mundo de la publicación.

12. CURRICULUM VITAE

Al empezar la residencia, lo último en lo que piensas es en lo que ocurrirá cuando la acabes. Estás más ocupado en recordar los nombres de la gente, conseguir partos o simplemente sobrevivir. Y luego van pasando los años, se van yendo los residentes mayores. Algo vas pensando sobre el futuro, quizás empieces a preocuparte por hacer más cosas, pero nada concreto. Hasta que al final, eres residente de 4º año. De golpe y porrazo aprendes sobre bolsas de trabajo, baremos, sustituciones, etc. Empieza el frenesí por hacer cosas, por reunir las que tienes, te agobia ver que no te da tiempo…y ya está, acabas la residencia. El mismo día que te vas, llega un nuevo residente de 1º año que va a repetir el ciclo exactamente igual que tú.

Esta situación la he visto año tras año, y nos ha pasado a nosotros también. Por tanto, intentemos romper el ciclo.

Curriculum Vitae

El curriculum vitae (CV) es simplemente el documento con toda tu vida académica y profesional. El formato da igual, un simple Word donde ir apuntando las cosas. Cuando sea necesario, ya se retocará o se usarán las plantillas adecuadas.

Llevar el registro de todas tus actividades

Hay que acostumbrarse a, después de cada actividad, curso, congreso, ponencia, etc. escribirla en el CV y guardar el diploma acreditativo. Cada actividad siempre viene certificada por algún tipo de diploma, que es con el que se demuestra tu trabajo. Un póster, por ejemplo, no sirve de nada si no tienes el diploma que acredita ese póster.

Este registro se debe hacer de forma periódica. Es muy típico que se haga de repente al llegar a residente de 4º año, y se empiece a rebuscar entre papeles diplomas de hace 2 o 3 años. Es una lástima pasar tardes enteras asistiendo a cursos y luego no poder acreditarlos.

El curriculum se hace día a día

Es una frase habitual de un antiguo tutor de residentes y es totalmente cierta. Hay que ir haciendo actividades a lo largo de la residencia, porque cuando de verdad nos importe en el último año, no podremos hacerlo todo de golpe. Hay que pensar que un máster suele requerir 1 año, el poster se necesita esperar a que haya un congreso, o un artículo puede tardar meses en publicarse.

Esto no significa ponerse desde el primer día como un loco a hacer cosas y agobiarse. Trata más de no desaprovechar un congreso para enviar cosas, los cursos acreditados que proporcionan los visitadores, o de asistir a jornadas y reuniones por pereza.

Bolsa de trabajo y baremos

Aunque estará mejor explicado en otros sitios, nombramos aquí algunos conceptos e ideas importantes del tema laboral.

A la hora de trabajar en la sanidad pública, es necesario optar a las plazas en una **oposición**. Éstas se convocan de forma regular, y en ella se exponen los criterios de evaluación.

En caso de que no haya oposición, se puede incorporar a la **bolsa de trabajo**. En ella están aquellos a la espera de ser llamados para cubrir puestos y sustituciones.

El puesto en la bolsa de trabajo va a depender de la puntuación que tengas. Ésta se rige por un **baremo**, que puede ser consultado en la página web de la consejería correspondiente.

Los baremos entre las distintas comunidades autónomas suelen ser muy similares. Los aspectos principales a contar son la experiencia profesional (apartado nulo para el residente) y la formación académica. En este último bloque, se incluyen distintos apartados para reconocer las titulaciones, los másteres, el doctorado, cursos, publicaciones, etc.

Construir el CV en función del baremo

Ya que lo más probable es acabar trabajando en la sanidad pública, y que en todas partes el baremo es similar, es conveniente "construirlo" en función del mismo.

Para ello, nos basta con conseguir el baremo de nuestra comunidad autónoma y ojear un poco los distintos apartados. Por ejemplo, en el caso del baremo de la Región de Murcia, cada máster cuenta como 4 puntos y se reconocen un máximo de 2. Por lo tanto, podemos plantearnos hacer uno o dos a lo largo de la residencia. O por ejemplo los artículos, que cuentan 0.1 puntos en revistas no indexadas, pasan a valer 0.3 + 10% factor impacto de una revista indexada. Esto significa que un artículo publicado en Obstetrics, con factor de impacto 5.1, nos daría 0.81 puntos. Por tanto, merece más la pena hacer un artículo bueno que muchos normales.

Actividades que cuentan en el baremo

Veremos aquí un pequeño esquema de las principales actividades que cuentan en el baremo y cómo poder conseguirlas. Usaremos de referencia el baremo de la Región de Murcia.

Expediente académico: Serían las notas de la carrera y es un factor que no podemos modificar, así que no veremos más.

Doctorado: El doctorado suele estar bien valorado (aunque menos de lo que en verdad representa). Sin embargo, su duración es de al menos 2-3 años y es necesario tener un máster para iniciarlo (o bien los dos primeros años de residencia, que es el equivalente) Por tanto, es un factor más a largo plazo.

Máster: Como hemos dicho, se consiguen varios puntos por cada uno. Como contras, suelen ser caros, duran un año académico y pueden requerir mucho tiempo y esfuerzo. No es mala idea apuntarse varios residentes a un mismo máster, para hacerlo más fácil y llevadero. La opción online es también algo a valorar.

Cursos: Cada curso, jornada, reunión o evento científico similar tiene su valor. Suele ser poco, por lo que se mide "al peso". En el caso de la Región de Murcia, cada 100 horas supone 0.5 puntos. Es importante fijarse que cada evento esté acreditado por la comisión de formación continuada o cfc. Esto se ve en cada diploma, en el símbolo verde con esas siglas. Cada certificado llevará indicado el número de horas o bien el número de créditos cfc. No existe equivalencia oficial entre unos y otros, pero se suele presuponer 1 cfc por cada 10 horas. Existen muchos cursos de este tipo a lo largo del año, y también hay webs (normalmente patrocinadas por farmacéuticas) como univadis o msd que proporcionan muchos de forma online.

Comunicaciones: Se refiere a los posters, comunicaciones orales y ponencias que se realizan en los congresos. Es una forma de publicación muy típica de los residentes, sobre todo los posters. Su valor también suele ser bajo, aunque se acepta un buen número que sumado puede dar varios puntos. Se suele hacer distinción entre el primer autor y el resto, que puntúa la mitad. En algunos baremos también se distingue entre el tipo de congreso, si es regional, nacional o internacional.

Publicaciones: Se incluyen los artículos y los libros. Los artículos siguen un esquema similar a los posters, con la salvedad de que la puntuación es mayor cuanto mejor es la revista. Respecto a los libros, están bastante bien valorados. En algunos baremos no ponen más requisitos que tener su número de identificación (ISBN), lo que permite evasivas como la autopublicación de libros para conseguir más puntos.

Conclusiones

El futuro laboral tras la residencia no debe ser una obsesión, pero tampoco debemos descuidarlo. Todo lo que se requiere es un simple seguimiento de las actividades realizadas en tu CV y valorar de forma ocasional el baremo y cómo conseguir mejorar tu puntuación.

ALGUNOS CONSEJOS FINALES

Preguntar. A todo el mundo, cualquier cosa, las veces que haga falta. Es la única forma de aprender.

Aprende lo básico para sobrevivir. Eso implica pasar la puerta de urgencias y llevar el paritorio, potencia esas dos materias todo lo posible y cuanto antes.

La residencia depende de vosotros. Acabar los cuatro años con lo justo, o haber hecho cursos por mil lugares, haber rotado en otros países, saber manejar con soltura el paritorio, haberte hartado de operar, haber publicado en alguna revista importante…en definitiva, haber aprovechado la residencia al máximo, depende de cómo decidáis enfocar estos años.

Disfruta. Es un tiempo muy importante, y van a ser unos años emocionantes. Así que no te olvides de pasártelo bien.